AF233235

CARCINOME ANNULAIRE DU COLON ASCENDANT

OCCLUSION INTESTINALE — ENTÉROTOMIE

MORT PAR ULCÉRATION CŒCALE

PAR LE Dr LOUIS POISSON

Professeur suppléant à l'École de Médecine de Nantes.

NANTES,

Mme Vve CAMILLE MELLINET, IMPRIMEUR,

Place du Pilori, 5.

L. MELLINET ET Cie, succrs.

1884

SERVICE DE LA CLINIQUE CHIRURGICALE.

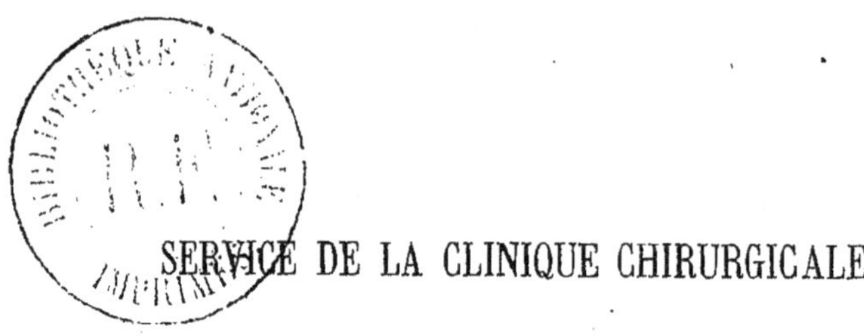

CARCINOME ANNULAIRE DU COLON ASCENDANT

OCCLUSION INSTESTINALE. — ENTÉROTOMIE.

IMPRIMERIE Mme Ve CAMILLE MELLINET. — L. MELLINET ET Cie, SUC^{rs}.

CARCINOME ANNULAIRE DU COLON ASCENDANT

OCCLUSION INTESTINALE — ENTÉROTOMIE

MORT PAR ULCÉRATION CŒCALE

PAR LE Dr Louis POISSON

Professeur suppléant à l'Éccle de Médecine de Nantes.

Il est mort récemment à la clinique chirurgicale de l'Hôtel-Dieu, un mois environ après son entrée, un homme jeune encore, qui nous a mis aux prises avec toutes les difficultés du diagnostic précis et partant du traitement rationnel dans l'obstruction intestinale.

Point de hernies aux orifices qui sont explorés avec soin, et cependant tous les symptômes ordinaires de leur étranglement, quand arrive cet intéressant malade dans notre service, sur les pressantes sollicitations de MM. Berneaudeaux et Destez, médecins du chemin de fer d'Orléans, dont il est employé : facies grippé et vieillot, quoiqu'il n'ait que 32 ans, absence de selles depuis huit jours ; vomissements continuels depuis le même temps, alimentaires et bilieux d'abord, fécaloïdes ensuite ; ventre météorisé, etc.

Nous sommes donc en présence d'un étranglement interne ou de ce qu'on désigne encore sous le nom d'obstruction ou d'occlusion intestinale.

La clinique va-t-elle nous fournir les éléments suffisants pour en tirer au clair la nature et le siège ? Nous l'essayons séance tenante avec les renseignements que veut bien nous fournir M. le Dr Destez.

Eliminons tout d'abord ces pseudo-étranglements si bien étudiés dans la thèse d'Heurot et qu'il rapporte à la paralysie intestinale ; il y a là tout un ordre d'occlusions dont la possibilité a bien souvent arrêté la main du chirurgien ; il faut en connaître l'existence, mais ne l'admettre que quand il y a des raisons tout à fait suffisantes pour motiver une abstention qui n'est justifiée que dans ces cas. Ces obstructions, *sinè materiâ,* pour ainsi dire, sont consécutives à une inflammation préalable ; or ici, à défaut d'autres signes, les antécédents seuls nous mettraient sur la voie d'un obstacle matériel, d'un obstacle vrai, et pour éloigner l'idée d'une péritonite par exemple, la température seule qui marque 36,5 et non les 39 ou 40 de l'inflammation de la séreuse abdominale, suffirait amplement.

Les auteurs ont très justement divisé les occlusions intestinales en aiguës et en chroniques.

Les unes, tout d'abord, en quelques jours ou même en quelques heures, prennent tout l'aspect de l'étranglement herniaire et constituent du jour au lendemain l'état grave où nous savons notre homme depuis huit jours.

Les autres arrivent bien finalement au même degré d'intensité, mais elles y arrivent à travers des phases plus ou moins longues et plus ou moins variées.

C'est le cas actuel. A différentes reprises déjà, depuis près d'un an, X... était venu consulter M. le Dr Destez pour une constipation opiniâtre telle qu'elle durait parfois plus d'une semaine et s'accompagnait de vomissements et de douleurs vives dans tout l'abdomen. M. le Dr Destez prescrivait purgatifs ou laxatifs, tout rentrait dans l'ordre ou à peu près et le travail n'était interrompu que momentanément.

L'exploration méthodique du ventre avait été faite lors de ces accidents et n'avait rien révélé ; le malade se plaignait de la constipation seulement et des vomissements qui l'accompagnaient, mais n'accusait ni douleur dans un point fixe, ni tuméfaction notable du ventre. Il avait rendu deux fois du sang en petite quantité dans les selles, mais cela n'avait rien de bien caractéristique chez un hémorroïdaire ; il mangeait peut-être un peu moins que d'habitude, maigrissait un peu, mais à part cela rien de particulier.

Quinze jours avant son entrée à l'Hôtel-Dieu, les accidents ordinaires reparurent, ils furent traités de la même façon par des purgatifs, par des purgatifs énergiques, mais cette fois ils n'eurent qu'un demi succès ; il y eut une selle au bout de quelques jours et ce fut tout ; malgré de nouvelles tentatives la constipation persista, les vomissements apparurent et devinrent fécaloïdes, le ventre se météorisa considérablement et l'état général de bon qu'il était en somme auparavant s'altéra de plus en plus. Il fallut bien alors se rendre à l'évidence d'une obstruction intestinale complète cette fois, après avoir été partielle et temporaire à différentes reprises.

C'est donc bien à une obstruction chronique à répétitions que nous avons affaire ; il existe un obstacle au cours des matières et cet obstacle a déjà manifesté son existence par des recrudescences dans un état de constipation habituelle.

Quelles sont, d'une façon générale, les causes de ces obstructions chroniques ?

Elles peuvent être extérieures à l'intestin ; ce sont alors les tumeurs nombreuses de l'abdomen qui peuvent le comprimer, fibromes et kystes chez la femme, lipomes, sarcomes, etc., cas complexes qui se sont offerts plusieurs fois à l'observation, mais s'entourent de symptômes concomitants qui éclairent la situation. Ici le météorisme pourrait masquer l'existence d'une tumeur abdominale, même volumineuse, qui passerait inaperçue ; mais nous tenons de M. Destez qu'il n'a jamais rien constaté de semblable, alors même que le ventre, naturellement rétracté, permettait une exploration facile.

Elles peuvent, secondement, exister dans la cavité intestinale même ; ce sont les concrétions biliaires, pierres intestinales, masses fécales conglomérées, lipomes sous muqueux produisant ou non l'invagination, etc., faits bien rares pour qu'on s'y attarde et qu'on affirme leur existence quand on n'a pas des raisons spéciales et sérieuses pour le faire.

Troisièmement, enfin il peut y avoir dégénérescence organique de l'intestin, cancer, épithéliome annulaire. Il y a dans ces dégénérescences une cause fréquente d'obstruction et les symptômes qu'elles provoquent ressemblent bien à ceux que nous étudions. C'est l'idée que nous acceptons le plus volontiers, celle que nous adoptons en principe et que nous affirmerions presque sans l'absence de trois faits : les déjections sanglantes qui n'ont jamais été observées à l'état caractéristique ; la douleur et la tuméfaction locale dans un point déterminé ; l'âge avancé du malade, puisque le nôtre atteint à peine l'âge mur. L'absence de ces trois éléments ne pèse cependant pas suffisamment dans la balance pour nous faire éloigner l'idée d'une dégénérescence et nous rejeter par exemple sur quelques-unes de ces invaginations chroniques signalées par Raffinesque et si souvent méconnues d'après lui.

La clinique, en somme, nous permet d'arriver à ce résultat : Il est très probable qu'il ne s'agit point là de volvulus, invaginations, brides cicatriciels, torsion de l'intestin, tous accidents qui produisent l'occlusion rapide et brutale ; la façon dont s'est constituée lentement l'obstruction rappelle beaucoup la dégénérescence organique pour prendre la plus fréquente des causes de l'occlusion chronique. Un carcinome reste l'idée la plus rationnelle.

Où siège maintenant l'obstruction ?

Le toucher rectal de règle en pareille circonstance, car le rectum à cause de ses tumeurs et de ses cicatrices doit être souvent incriminé, est pratiqué le jour même de l'entrée.

Le doigt introduit s'égare dans l'ampoule et vient buter contre une sorte de valvule semi-lunaire, repli de l'intestin, qui ne saurait être l'obstacle, mais qui cependant nous masque l'entrée de l'intestin. Une sonde conduite à la suite du doigt se reploie sans pénétrer plus avant.

Pour faciliter une exploration que nous jugeons très importante, le malade est chloroformisé et plusieurs doigts sont introduits ; nul obstacle n'est perçu et nous continuons à nous égarer dans les replis d'une ampoule rectale vide. En somme, ce n'est point dans les limites que nous pouvons atteindre de cette façon que l'intestin est obstrué ; cependant le ventre est uniformément dilaté, aussi bien sur les côtés qu'à la partie centrale, par un météorisme qui semble porter sur le gros comme sur le petit intestin, nous fait penser à un obstacle tout à fait inférieur, probablement alors dans l'S iliaque.

Nous insistons sur ce point que le ventre était régulier dans son développement et que le gros intestin, à gauche comme à droite, paraissait participer à la dilatation par les gaz, et si nous insistons, c'est qu'on a dit et dit avec juste raison pour la plupart des cas :

Quand le rétrécissement porte sur l'S iliaque ou le rectum, tout est dilaté, c'est ce qui nous parait avoir lieu ;

Quand le rétrécissement porte sur le colon transverse, le flanc droit est dilaté comparativement au flanc gauche qui est effacé par l'affaissement du colon descendant ;

Quand le rétrécissement porte sur l'intestin grêle, les flancs sont aplatis et le ventre pointu, saillant en avant.

La règle est bonne et Laugier avait raison de la formuler ; elle doit être conservée en pathologie, mais en clinique elle n'a pas toujours la même valeur, et la théorie ici, comme bien souvent ailleurs, s'accorde mal avec les difficultés pratiques.

Dans le cas présent, le ventre uniforme, sans qu'on pût distinguer les unes des autres les anses de l'intestin grèle et les bosselures des colons, rendait la détermination très difficile.

Un moyen nous restait à employer qui pouvait, en diminuant le météorisme, nous fournir une indication précieuse : la ponction de l'intestin par un trocart capillaire. Elle fut pratiquée, mais, comme presque toujours nous l'avons vu, ne donna qu'un résultat négatif ; pour qu'une semblable ponction soit sérieuse, il faudrait qu'elle fût faite avec un trocart d'assez gros volume pour ne point se laisser oblitérer, mais elle n'est évidemment point possible dans ces conditions.

Le trocart est retiré sans que l'abdomen se soit affaissé d'une ligne et nous renonçons à ce moyen inoffensif mais insignifiant.

Etant donné ce diagnostic forcément incomplet, la conduite à tenir ne laisse pas que d'être fort embarrassante. En ville, on a essayé purgatifs, lavements, bains, tous les moyens médicaux : le temps des hésitations est passé, il faut agir et agir vite, la situation est tendue et dans l'étranglement interne arrivé à ce degré, on peut établir la même règle que pour l'étranglement herniaire : Ne quittez pas votre malade avant que le cours des matières fécales ne soit rétabli ; il y a obstacle, levez-le ou tournez-le, mais agissez et ne laissez pas votre malade vous filer entre les mains pendant des dissertations oiseuses ou des médications impuissantes.

Je ne crus pas déroger à cette règle, qui pour moi est absolue, en tentant ce qu'on a désigné sous le nom de lavement électrique. L'électricité appliquée au traitement de l'obstruction intestinale est une vieille histoire, mais son emploi tel que l'a modifié Boudet de Paris est une véritable innovation.

Pour qu'une batterie fasse contracter violemment l'intestin, il faut qu'elle ait une tension considérable, et la crainte justifiée du sphacèle que va produire dans le rectum un courant aussi puissant faisait hésiter avant l'ingénieuse idée qu'eut notre ancien collègue d'introduire dans le rectum une quantité d'eau destinée à disséminer sur une large surface l'action d'un nombre considérable d'éléments. Dans ces conditions, l'électricité devient dans l'obstruction aiguë par volvulus, invaginations, etc., une ressource absolument précieuse qu'on serait, à notre avis, coupable de négliger ; elle a donné de très nombreux succès : elle ne compromet rien et ne retarde que de quelques instants une intervention chirurgicale qui restera la ressource suprême. Dans le cas des rétrécissements organiques, elle cesse d'être curative et ne saurait produire que des effets palliatifs, une débâcle qui est un soulagement momentané, rien de plus; la cause persiste bien entendu, mais elle peut donner au malade une survie qui ne lui assure pas toujours une opération souvent plus dangereuse et palliative également.

Le rectum est rempli d'environ 100 grammes d'eau, l'instrument de Boudet introduit et mis en communication avec une batterie Trouvé malheureusement en très mauvais état et qui ne donne pas la tension nécessaire, le pôle opposé appliqué sur la paroi abdominale sous la forme d'une large plaque métallique recouverte de peau de chamois. Au bout de quelques instants on voit très nettement l'intestin se contracter, des mouvements péristaltiques énergiques se produire et le malade accuse le moyen d'aller à la selle. Au bout de dix minutes environ, on retire la sonde et on attend ; ce n'est pas au moment même qu'a lieu le résultat ordinaire, paraît-il. La sonde retirée, les besoins d'aller augmentent d'intensité et le malade rend d'abord quelques gaz , puis des matières moulées, effilées, de la grosseur du petit doigt ; leur quantité ne dépasse pas le volume d'une selle un peu forte. Il y a là un résultat, mais il n'est pas celui que nous espérions : il n'y a pas une débâcle comme celle qu'il nous faudrait. M. le Dr Delétang, qui a bien voulu diriger l'opération, fait remarquer qu'on ne peut compter sur rien avec la mauvaise batterie dont il dispose et dont la tension est complètement insuffisante.

Le lendemain matin, nouveau lavement électrique sans résultat, car nous n'avons pas de meilleurs instruments.

Le malade baisse cependant, le faciès s'altère, la température est au-dessous de la normale, et comme il nous faudrait attendre jusqu'au lendemain pour nous procurer un nouvel outillage électrique, nous passons outre et nous décidons qu'une intervention devenue urgente aura lieu ce matin même.

Que sera-t-elle ? L'occlusion qui nous occupe est-elle de celles qui commandent la laparotomie ? Nous ne le croyons pas. Cette brillante opération a bien rarement son indication dans la forme chronique ; ce n'est pas tout d'arriver sur un obstacle et d'en déterminer la nature, il faut encore pouvoir le lever pour avoir fait œuvre utile, et si vous êtes obligés de vous retirer en bon ordre devant une impossibilité, vous avez plutôt nui à votre malade. Quelque confiance que vous ayez dans la bénignité de l'ouverture abdominale, elle ne saurait, il me semble, aller jusqu'à la pratiquer dans un simple but diagnostic ; si important que puisse être ce diagnostic, je ne crois pas que les avantages en compenseraient les inconvénients. Sans doute on a bien pu réséquer des rétrécissements organiques et suturer les deux bouts de l'intestin ; allons-nous le tenter ici ?

Cette dégénérescence que vous soupçonnez, vous n'êtes pas assez sûrs de son siège pour faire la laparotomie ailleurs que sur la ligne médiane ; la voilà faite, l'intestin tend à s'échapper de toutes parts et l'exploration n'est point aussi simple que vous pourriez le croire. J'admets cependant que trouvant le colon descendant affaissé et remontant le colon transverse, nous arrivions facilement sur la partie dégénérée qui siège sur le colon ascendant, votre incision médiane ne permet pas de pratiquer la mobilisation, puis la résection, puis la suture consécutive ; il va donc falloir, ce qui a été fait du reste, refermer votre première incision, en refaire une autre sur le siège même de la lésion, réséquer à grand renfort de ligatures et de précautions ; il va falloir suturer un cœcum gros comme le poing avec un colon rétréci gros comme trois doigts, ou bien encore établir un anus contre nature avec votre cœcum après avoir oblitéré le colon transverse. Votre malade déjà très affaibli vit-il encore ? Je l'espère, mais j'ai grand peur qu'il ne survive pas très longtemps à de semblables manipulations. Il vit cependant, mais il y a de ci de là dans le mésentère des ganglions dégénérés ; vous n'avez enlevé qu'une partie du mal et je vois bien mieux les dangers que vous avez fait courir à votre malade que le service que vous lui avez rendu.

Que trompé sur la nature d'une obstruction, croyant, par exemple, à un volvulus et vous trouvant en présence d'un carcinome, vous agissiez comme je viens de vous le décrire, vous pouvez le tenter ; mais ne le faites pas de parti pris, quand vous avez un autre moyen à votre disposition, palliatif, il est vrai, mais autrement moins périlleux.

C'est donc à l'entérotomie que nous aurons recours.

Nous hésitons entre l'entérotomie pure et simple et la colotomie, puisque notre diagnostic n'a pu déterminer un siège exact ; nous soupçonnons la partie supérieure du rectum ou la fin de l'S iliaque, mais nous ne saurions l'affirmer. Si nous avions pu apprécier la distension du cœcum, notre choix n'eût pas été long ; nous pratiquions la colotomie de ce côté, soit en avant, soit en arrière, mais le météorisme de l'intestin grêle nous masque celui du gros intestin et dans l'embarras où nous sommes, nous décidons que l'incision portera à la partie supérieure externe de l'aine gauche ; si nous trouvons l'S iliaque distendue, nous l'ouvrons, sinon nous fixons à l'ouverture la première anse intestinale qui se présentera. C'est ce qui arrive : une anse de l'intestin grêle est suturée suivant le procédé de Nélaton, puis ouverte ; un flot de matières fécales s'écoule durant toute la journée, les vomissements cessent, le malade éprouve un soulagement considérable.

Trois semaines se sont écoulées, le ventre s'est affaissé, mais l'exploration facile pourtant ne nous révèle rien de plus ; le malade mange bien, se relève, reprend du courage et de la gaité ; nous le soutenons de notre mieux en attendant les événements.

Soudain, l'état s'aggrave, les vomissements reparaissent, la fièvre s'allume, le ventre devient douloureux, l'alimentation impossible. Le malade pousse des cris de douleurs sitôt qu'on touche l'abdomen et s'éteint finalement au bout de trois jours de cet état aigu.

AUTOPSIE. — L'S iliaque et les colons ascendants et transverses retraités, cœcum très distendu, traces de péritonite suraiguë , matières fécales et pus épanchés dans le péritoine ; carcinome annulaire du colon ascendant un peu au-dessous de l'angle avec le transverse. Le rétrécissement est examiné avec précautions : il laisse à peine passer une sonde n° 20. Le cœcum distendu et rempli de matières fécales, présente au dehors une ulcération qui s'est perforée et nous donne l'explication des accidents terminaux. Nombreux ganglions carcinomateux dans le mésentère. Notre entérotomie est tombée sur un point éloigné d'à peine un mètre du cœcum, ce que la nature des matières et le bon état de la nutrition nous avait fait espérer. Il est à regretter que nous n'ayons pas tenté la colotomie lombaire droite, peut-être eussions-nous prévenu cette ulcération cœcale et augmenté quelque peu la survie.

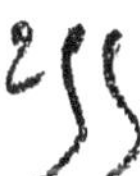